AF611284

DU RETARD

DANS LA

DESCENTE DES TESTICULES

CHEZ LES ENFANTS

PAR

Adolphe-Charles DOURLENS

DOCTEUR EN MÉDECINE DE LA FACULTÉ DE PARIS

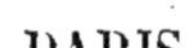

PARIS

ALPHONSE DERENNE

52, Boulevard Saint-Michel, 52

1881

DU RETARD

DANS LA

DESCENTE DES TESTICULES

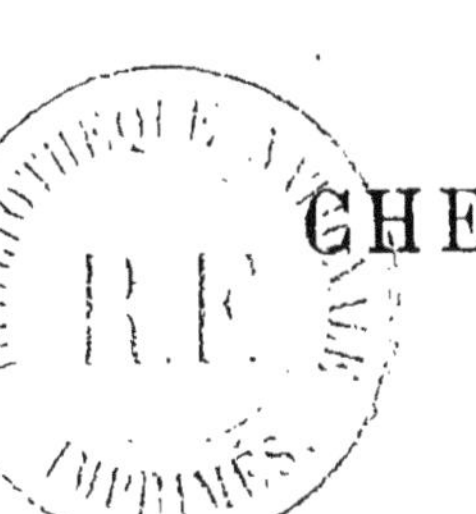

CHEZ LES ENFANTS

PAR

Adolphe-Charles DOURLENS

DOCTEUR EN MÉDECINE DE LA FACULTÉ DE PARIS

PARIS

ALPHONSE DERENNE

52, Boulevard Saint-Michel, 52

1881

A MON PÈRE ET A MA MÈRE

Hommage de reconnaissance

A MES PARENTS ET AMIS

A MON PRÉSIDENT DE THÈSE

M. LE PROFESSEUR DEPAUL

DU

RETARD DANS LA DESCENTE DES TESTICULES

CHEZ LES ENFANTS

INTRODUCTION

Les testicules, qui se rendent dans les bourses, peuvent s'arrêter en chemin, ou bien dévier de la route normale et s'engager dans quelque région où ils ne se montrent que par exception.

Le premier effet de cette déviation des testicules, c'est de les rendre impropres à la fécondation. Mais ce n'est pas tout, la dégénérescence cancéreuse ne tarde pas à atteindre ces organes déviés. C'est ce dernier point surtout qui a attiré l'attention des chirurgiens et l'on sait que de nombreux mémoires ont été faits sur la question.

Ces anomalies, observées chez l'adulte, ont conduit à rechercher ce qui se passe chez le nouveau-né.

Sur les conseils de M. le professeur Depaul, nous avons cherché si les testicules étaient toujours dans les bourses lors de la naissance; et s'ils n'y étaient pas à ce moment, combien ils s'y faisaient attendre. Nous avons cherché aussi si, quand ils étaient une fois descendus dans les bourses, il ne pouvait leur arriver d'en sortir pour remonter dans la cavité abdominale.

C'est pour nous un devoir et un plaisir de remercier **M.** le professeur Depaul à qui nous devons les principales idées de ce travail.

HISTORIQUE

Sylla, paraît-il, n'avait qu'un testicule. Le cas est rapporté par les auteurs du temps. Malgré cela on crut longtemps qu'un seul testicule dans les bourses était chose impossible. Il est vrai de dire que jusqu'au XVIIIe siècle, aucune recherche sur ce sujet ne fut fondée sur l'anatomie et la physiologie des organes génitaux.

Il faut arriver à Haller pour trouver quelque chose de bien fait sur la question. Pour lui la descente des testicules dans les bourses est due à la force de la respiration et à la contraction des muscles de l'abdomen. Tout cela était théorie; mais Haller vit un fait vrai, le voici : Les testicules pour lui se forment dans la cavité abdominale et ils restent près des reins pendant les trois ou quatre premiers mois de la vie intra-utérine, descendent ensuite petit à petit et entraînent avec eux le péritoine dans le scrotum.

Haller avait trouvé un fait vrai, mais il avait soif de théorie. La précédente ne lui suffisant pas, il en imagina une autre; et plus tard il professait cette opinion que le testicule ne descendait dans les bourses que par la seule force de son poids et du sang qui s'y distribue.

John Hunter réalisa un immense progrès en cherchant dans les annexes du testicule les causes de l'évolution de cet organe. Pour lui, un organe de forme pyramidale dont la base embrasse le testicule et dont la pointe est fixée au fond des bourses est la seule cause de cette migration. Cet organe il l'appelle le gubernaculum testis.

Hunter ne connaissait pas bien la nature du gubernaculum. Bischoff, après lui, a considéré ce cordon comme formé de tissu celluleux. Marshall et Malgaigne le croyaient formé de tissu musculaire.

Quatre pages de Robin publiées en 1848 dans les mémoires de la Société de biologie jetèrent sur la question une vive lumière. Nous en parlerons plus loin.

Depuis lors aucun mémoire original n'a été publié sur la question, nous avons seulement trouvé dans le livre de M. le professeur Sappey des renseignements utiles que nous donnons dans le cours de notre ouvrage.

La clinique n'était pas en arrière sur ce point ; en 1800 Wrisberg publiait un mémoire intitulé : *Observationes de testiculorum ex abdomine in scrotum descensu ad illustrandam in chirurgia de herniis congenitis utriusque sexus doctrinam.* Dans ce mémoire Wrisberg reconnaissait le premier que les testicules ne sont point toujours dans les bourses au moment de la naissance.

Depuis lors aucun mémoire n'a été publié sur ce sujet ; au moins à notre connaissance. Mais comme Wrisberg bien des auteurs l'ont effleuré en traitant des anomalies des testicules.

Nous ne pouvons passer sous silence le mémoire de Follin publié dans les Archives de médecine en 1851 ; les mémoires de Godard qui renferment les recherches les plus précieuses sur les anomalies du testicule ; un livre de Curling traduit en 1855 par M. le professeur Gosselin alors agrégé de la Faculté. En 1869

M. Ledentu dans sa thèse d'agrégation a résumé l'état de la question sur les anomalies du testicule. Nous avons aussi trouvé dans les *Archives de médecine* de 1878 un mémoire de MM. Monod et Terrillon sur les complications dues à la rétention du testicule dans le canal inguinal. Nous citerons en terminant l'article de M. le professeur Trélat et Peyrot du Dictionnaire encyclopédique, article intitulé Cryptorchidie.

ANATOMIE ET PHYSIOLOGIE

Nous croyons utile de donner un petit aperçu de l'état actuel de la question au point de vue anatomique.

Le gubernaculum est un cordon composé de plusieurs couches, dont l'extrémité supérieure s'attache au testicule et à l'épidyme et dont l'extrémité inférieure, divisée en trois faisceaux s'attache par le faisceau moyen au fond du scrotum du même côté, non loin du raphé médian ; par le faisceau interne, il se fixe à l'épine du pubis, par l'externe à l'arcade de Fallope.

Robin a décrit au gubernaculum deux parties : l'une intra, l'autre extra-abdominale.

La partie située dans la cavité abdominale est unique et formée de trois couches : la première externe séreuse n'est autre qu'un repli du péritoine qui entoure presque complètement les deux autres couches du gubernaculum et ne laisse en arrière qu'un espace linéaire comblé par le psoas, la seconde couche est formée du tissu musculaire strié ; la troisième est celluleuse.

La partie extra-abdominale est divisée en trois faisceaux, l'un moyen celluleux dont la direction est déjà décrite ; les deux autres musculaires dont les insertions sont connues. Ici nous retrouvons les deux couches internes décrites à la première partie du gubernaculum ; l'externe s'arrête au canal inguinal et là se continue avec le péritoine dont elle est une dépendance.

L'organe que nous venons de décrire reste en repos jusqu'au quatrième mois de la vie intra-utérine. A cette époque son action commence à se manifester. Le testicule commence à descendre, attiré par la couche musculaire qui se contracte et se raccourcit. La couche séreuse forme autour de l'anneau inguinal interne un repli annulaire en forme d'entonnoir. Ce repli augmente peu à peu à mesure que le testicule descend. Quand celui-ci arrive au canal inguinal ce repli l'embrasse, facilite son passage à travers le canal inguinal et lui forme ensuite la couche pariétale de la séreuse testiculaire.

La couche musculaire qui a toujours diminué jusque là, se retourne lorsque le testicule arrive dans les bourses et forme le crémaster.

Le cordon celluleux n'a probablement qu'un rôle, celui de guide. Il empêche en effet le testicule de dévier de la route normale.

Telle est à peu près la théorie de M. le professeur Robin; M. le professeur Sappey fait jouer au tissu musculaire du gubernaculum un rôle moins important. Pour lui le gubernaculum servirait seulement de guide au testicule; et celui-ci ne descendrait que parce que la partie inférieure de l'abdomen se développe vite pendant la vie intra-utérine, tandis que le gubernaculum reste toujours le même.

I. — TESTICULE DANS LES BOURSES MAIS ENCORE FIXÉ CONTRE L'ANNEAU INGUINAL

Si l'on examine les parties génitales d'un nouveau-né du sexe masculin, on voit souvent leur partie inférieure gonflée par les testicules qui pendent librement dans l'intérieur des bourses. Ici tout est normal, l'évolution du testicule est achevée.

Mais il n'est point rare lorsqu'on fait porter ses recherches sur un grand nombre d'enfants de trouver des exceptios. Fréquemment il nous est arrivé lorsque nous regardions les parties génitales de ces enfants de voir une moitié de scrotum descendant moins bas que l'autre. Si dans ce cas on la saisissait vers sa partie moyenne on ne sentait rien ; mais en portant deux doigts plus haut et saisissant les parties génitales vers l'anneau inguinal externe, on sentait parfaitement un petit noyau, entouré de petites parties faisant l'effet d'un petit amas de ficelles ; c'était le testicule entouré de son épidyme. Si on voulait amener ce noyau en bas, on éprouvait quelque résistance et bientôt le tout remontait en place. Cet état n'a cependant jamais duré longtemps et quelques jours après la naissance nous avons toujours trouvé les testicules à peu près également abaissés dans les bourses.

Nous avons observé cet état de choses plus souvent à gauche qu'à droite. Cela nous a fait penser à cette opinion émise depuis longtemps sur la position des testicules dans l'abdomen. Le testicule droit est repoussé en bas avec le rein du même côté par le foie qui on le sait présente un grand volume chez le fœtus.

D'après cette opinion le testicule droit étant moins haut que le gauche, les conduits séminifères et toutes les autres parties qui viennent se rendre au testicule de ce côté seront moins longues que celles de gauche, puisqu'elles viennent toutes d'en bas et de points symétriques. Aussi le testicule droit devra descendre moins loin dans les bourses que celui de gauche, puisque les parties qui le tiennent sont moins longues. De cette façon était expliquée la différence de niveau des testicules et la cause de l'abaissement plus grand du testicule gauche. Mais Robin a démontré que les testicules chez l'embryon étaient toujours au même niveau et les faits que nous avons observés donnent aussi raison à Robin. En effet chez l'enfant nouveau-né, le testicule gauche peut être pendant plusieurs jours plus élevé que le droit et cela n'est pas rare, ce qui n'aurait pas lieu si les parties accessoires qui se rendent aux testicules étaient plus longues d'un côté que de l'autre.

II. — TESTICULE DANS LE CANAL INGUINAL.

Le testicule n'est pas descendu dans les bourses ; on ne parvient à rien sentir dans le scrotum. On se demande alors où se trouve le testicule. De deux choses l'une, ou bien il est encore dans la cavité abdominale, ou bien il a franchi l'anneau inguinal interne et il se trouve dans le canal.

Commençons par la seconde de ces suppositions. Le

testicule est dans le canal inguinal. Dans ce cas il peut y être fixé par des adhérences (orchite des nouveau-nés) ; ou bien l'anneau inguinal externe est très étroit. S'il en est ainsi, il ne sortira pas de si tôt. Mais supposons que rien ne lui barre le chemin, il ne tardera pas à franchir le reste de son trajet et bientôt on le trouvera dans les bourses. Les recherches de M. le professeur Sappey suffisent pour démontrer qu'il n'en peut être autrement. En effet après des mensurations bien des fois répétées l'éminent professeur d'anatomie est arrivé à cette conclusion que le testicule dans son plus grand diamètre n'a que trois millimètres, tandis que le canal inguinal n'en a jamais moins de quatre et le plus souvent il en a cinq et six.

Le canal inguinal ne peut offrir dans les cas normaux qu'un trajet facile au testicule et ce dernier étant toujours soumis à une action qui le fait progresser, passe rapidement, et tombe dans les bourses le premier, le deuxième, ou le troisième jour après la naissance.

Si chez les adultes on le rencontre souvent dans le canal inguinal ; cela tient au rétrécissement de l'anneau inguinal externe.

Le testicule peut alors remonter entre le péritoine et la paroi abdominale ; mais ceci n'est arrivé qu'à une époque éloignée de l'enfance.

Ce n'est pas seulement lorsqu'il est retenu dans le canal inguinal que le testicule prend un chemin si singulier. Même après avoir traversé le canal inguinal externe, il peut très bien ne pas tomber dans les bourses. La revue de Hayem rapporte une observation due à un auteur anglais, qui avait vu le testicule passer dans le périnée aussitôt après sa sortie du canal inguinal on pouvait bien le faire remonter dans le canal inguinal ; mais si on le laissait aller, il repassait dans le périnée, et on ne pouvait le faire descendre dans les bourses. Il fallut une opération pour arriver à ce résultat, opération qui d'ailleurs réussit parfaitement.

Les cas de ce genre sont exceptionnels assurément ; mais des cas de rétention du testicule dans le canal inguinal ne le sont pas autant. Sur 33 cas d'ectopie observés chez les adultes, Godard a trouvé 27 fois un testicule retenu dans le canal inguinal. Il est permis de supposer que l'orchite des nouveau-nés et le rétrécissement de l'anneau inguinal externe étaient le plus souvent en cause.

Ces quelques considérations nous permettent de conclure que le trajet du testicule à travers le canal inguinal ne doit pas être de plus de quelques jours. Si on l'y trouvait pendant huit jours, il faudrait craindre de l'y voir s'y fixer définitivement. Cette position du testicule est d'un pronostic sérieux ; en effet, cet organe subit presque toujours dans ce cas la dégénérescence cancéreuse.

III. — TESTICULE DANS LA CAVITÉ ABDOMINALE

Parfois au moment de la naissance, on ne rencontre rien dans les bourses, rien dans le canal inguinal. Dans ce cas le testicule est moins avancé encore que dans le cas précédent. On ne le sent nulle part, mais on juge qu'il doit être dans la cavité abdominale ; et il en est assurément ainsi, si nous avons affaire à un simple retard dans la descente de l'organe. Celui-ci qui tout à l'heure n'avait parcouru à la naissance que la partie du trajet qu'il doit parcourir en sept mois est moins avancé que tout à l'heure. Il n'est encore qu'à l'endroit où il devrait être à six mois.

Observons tout de suite que le trajet qui reste à parcourir ne demande souvent qu'un espace de temps minime. Aujourd'hui nous ne sentons rien dans les bourses ; aucune tumeur n'est perçue dans l'aîne et le lendemain nous trouvons les bourses en possession de leur contenu. Quelquefois deux jours sont nécessaires au testicule pour parcourir ce trajet. Souvent cinq jours sont indispensables. Rarement ils se font attendre des mois, des années.

Wrisberg qui a observé des nouveau-nés depuis leur naissance a publié sur ce sujet une statistique que nous reproduisons.

Les observations portent sur 106 cas.

Sur ces 106 enfants.

73 avaient les deux testicules dans les bourses
21 en avaient un seul dans l'aîne
12 . . . . dans l'abdomen

Celui de gauche était aussi souvent en retard que celui de droite. Sur ces 12 cas de testicule retenu dans l'abdomen :

1 fois le testicule descendit le jour même après la naissance
3 fois . . . . le jour suivant
3 . . . . le troisième jour
2 . . . . le cinquième jour
1 . . . . le deuxième jour.

Dans les autres cas le testicule était encore dans l'abdomen trois mois après la naissance.

Telle est la statistique de Wrisberg; nous n'en avons trouvé aucune autre sur le même sujet depuis que la sienne a été publiée.

Pour nous, nous avons été beaucoup moins heureux que Wrisberg. Nous avons examiné presque tous les nouveau-nés de la nouvelle clinique depuis sa fondation jusqu'à ce jour. Quatre fois senlement nous avons trouvé la moitié du scrotum vide. Dans tous les autres cas les testicules se trouvaient tous les deux dans les bourses. Nous devons dire qu'il nous a été rarement possible d'observer des nouveau-nés le jour de leur naissance.

L'époque de la descente du t esticule, donnée par Wrisberg, correspond assez bien avec la nôtre ; presque toujours le testicule est descendu dans les cinq premiers jours. Un seul enfant est sorti de la clinique le dixième jour, ayant encore un testicule dans la cavité abdominale.

Nous n'avons pu savoir ce que le testicule en question est devenu ; Wrisberg en a vu trois qui étaient encore dans l'abdomen trois mois après la naissance. Ces faits ne sont pas des plus rares. De nombreux exemples de ce fait sont cités dans les journaux et revues. Salmuth cite le cas d'un individu de 13 ans qui jusque là en avait été privé.

Une frayeur subite, éprouvée par cet enfant, les fit descendre tous les deux dans les bourses où ils restèrent pour toujours.

Curling est d'avis que l'âge le plus propre à faire descendre les testicules dans les bourses est l'adolescence. A ce moment, les testicules sont sur le point de fonctionner.

Ils deviennent plus volumineux, les parties qui s'attachent à eux augmentent aussi de force, survienne alors une frayeur, une émotion vive, et le testicule descend dans les bourses.

Il est évident que cette heureuse issue ne peut se produire qu'à une condition, c'est que le testicule soit resté libre comme avant dans la cavité péritonéale.

Cette heureuse issue, concernant le testicule resté dans l'abdomen, est beaucoup plus rare quand le testicule est arrivé dans le canal inguinal. Nous entendons parler de l'adulte, bien entendu. On sait en effet que dans ce dernier cas des adhérences ne tardent pas à se produire ; au moment de la croissance des douleurs vives se font sentir, car le testicule est comprimé et arrêté dans son développement. Donc chez l'enfant le testicule situé dans le canal inguinal doit être considéré tout simplement comme un testicule n'attendant qu'une faible impulsion pour tomber dans les bourses. Le testicule situé encore dans l'abdomen demandera probablement un peu plus de temps. Il pourra se faire attendre deux mois, plusieurs années. Chez un individu de 15 ans, un testicule situé dans le canal inguinal doit être considéré comme perdu. Le testicule situé encore dans la cavité abdominale peut encore descendre. Chez l'homme fait un testicule situé dans le canal inguinal doit toujours faire craindre la dégénérescence cancéreuse ; un testicule resté dans l'abdomen peut encore descendre à la rigueur quoique ce fait soit exceptionnel. Le plus souvent à cette époque il passe au périnée où il peut aussi devenir cancéreux.

Le testicule qui reste dans le canal inguinal y reste, comme nous l'avons dit, retenu le plus souvent par un anneau inguinal externe trop étroit. Mais une largeur exagérée des voies qui conduisent de l'abdomen dans les bourses est assez souvent nuisible. Wrisberg rapporte dans ses observations deux cas de hernie congénitale. Beaucoup de cas depuis lors se sont produits. Mais cette anomalie ne doit pas trop préoccuper le médecin.

IV. — TESTICULES NON ENCORE FIXÉS DANS LES BOURSES

Certains animaux portent toute leur vie les testicules dans l'abdomen ; ils n'ont point de gubernaculun. D'autres ont des testicules dans l'abdomen presque toute leur vie ; mais au moment du rût, ces organes sortent et tombent dans des poches spéciales (taupes, chauve-souris, rats). Chez ces derniers animaux le guberuaculum est très développé.

Cette particularité n'appartient pas aux animaux seulement.

Chez l'adulte la seule action de passer le doigt sur la cuisse produit une ascension du testicule. Il est d'ailleurs des individus qui ont vu leurs testicules rentrer dans l'abdomen par la seule excitation produite par le coït, en sortir ensuite lorsque l'excitation était passée.

Ce fait qui se produit parfois chez l'adulte dont les anneaux du canal inguinal sont toujours rétrécis, devait certainement aussi se produire chez le nouveau-né dont les anneaux n'ont pas eu le temps encore de revenir sur eux-mêmes. Rien en effet ne peut arrêter sérieusement l'action rétractile du crémaster. Aussi, sur le conseil de M. le professeur Depaul, nous avions pris l'habitude d'examiner le scrotum des nouveau-nés plusieurs jours encore après les y avoir trouvés. Rarement nous avons vu un testicule descendu, remonter dans les bourses ; une fois pourtant un testicule qui la veille était dans le scrotum est complètement disparu ; nous ne l'avons retrouvé, ni dans l'aîne, ni dans le scrotum. Nous avons alors pensé que nous avions affaire à un cas analogue à celui qui se produit lors du coït. C'est ici le cas de rappeler une théorie de Tillaux sur l'orchite. Il prétend, on le sait, que dans quelques cas le testicule, vivement attiré par le crémater, vient frapper contre l'anneau inguinal. Uue orchite s'ensuit.

Chez les enfants l'anneau est encore perméable, aussi le testicule passe sans peine et rentre dans la cavité abdominale.

Le testicule remonté doit-il inspirer quelques inquiétudes au médecin ? On sait que, chez l'adulte, on a vu des jeunes gens, repoussant avec les doigts le testicule dans l'anneau inguinal, le sentir disparaître tout à coup et en attendre en vain la descente.

Dans ce cas, il est vrai, l'anneau inguinal externe est toujours large pour laisser passer le testicule ; mais l'anneau inguinal interne est rétréci et comme il fait directement suite au canal inguinal il peut bien laisser passer le testicule quand il rentre, et s'opposer ensuite à sa sortie. On sait aussi que le gubernaculum s'atrophie chez l'adulte; donc le testicule manque de guide quand il est entré dans l'abdomen.

Chez le nouveau-né, il n'en est pas ainsi, le gubernaculum existe toujours, l'anneau inguinal interne ne s'est pas rétréci. Tout est encore dans le même état qu'avant la descente du testicule. Aussi il y a tout lieu de croire que le testicule remonté ne restera pas longtemps dans l'abdomen. C'est ce qui arriva en effet dans le cas que nous avons observé.

SYMPTOMATOLOGIE

A première vue, il est souvent facile de reconnaître si les testicules sont dans les bourses. En effet, à l'état normal, les bourses pendent librement entre les cuisses ; leur partie inférieure est renflée. Le raphé tient le milieu des enveloppes.

Un testicule est-il resté dans l'aîne ou dans l'abdomen, l'aspect change. Le côté correspondant du scrotum, toujours vide, est ratatiné et resté sur lui-même ; tandis que l'autre est déplissé et descend plus bas entre les cuisses.

Si l'on saisit le scrotum entre les doigts, on ne sent rien rouler sous eux. Il peut cependant arriver qu'on ne sente rien si on fait un examen rapide et léger. En effet, le testicule est parfois situé contre l'anneau inguinal externe et en saisissant le scrotum vers sa partie moyenne, il peut arriver parfaitement qu'on ne sente rien. On croit alors qu'un testicule manque dans les bourses ; d'ailleurs les bourses du côté correspondant sont moins chagrinées et moins descendues que celles du côté opposé.

Nous avons cru nous mettre à l'abri de l'erreur en portant d'emblée les doigts sur la partie du scrotum située directement au-dessous de l'anneau inguinal externe. Nous les faisions ensuite glisser jusqu'à la partie inférieure des bourses.

ÉTIOLOGIE

Toute cause pathologique qui, située dans l'abdomen, le canal inguinal ou le testicule met obstacle à l'évolution de ce dernier organe, doit être écartée de notre étiologie. L'orchite des nouveau-nés qui fixe le testicule contre quelqu'une des parties qu'il rencontre, l'étroitesse du canal inguinal et de ses anneaux, sont des causes pathologiques qui ne sont pas non plus de notre compétence.

Mais il peut arriver que le gubernaculum testis n'ait pas encore la force nécessaire au moment de la naissance, ou que cette force ne soit pas mise en action pour une cause ou une autre. Dans tout ceci il n'y a rien que de physiologique. Que de fois ne voit-on pas des fonctions qui devaient s'établir à tel âge, retarder d'un an et plus leur apparition pour s'établir ensuite régulièrement.

Pour nous il se peut parfaitement que le gubernaculum se trouve dans ce cas. Rien ne gêne l'évolution du testicule, les voies sont perméables, aucune adhérence ne retient l'organe en question ; mais la force qui doit le faire descendre ne se fait pas sentir encore. Un jour, deux jours, un mois et plus peuvent se passer sans qu'elle soit mise en jeu.

Nous nous sommes demandé si la constitution et l'état du sujet n'avaient aucune influence sur le retard dans les descentes des testicules chez les enfants. Nous avons soigneusement examiné quelques enfants chétifs et nous avons trouvé les testicules descendus le lendemain de la naissance. En outre les enfants chez qui nous avons observé cette anomalie étaient tous bien portants. Un seul était dans un assez mauvais état, il avait de la diarrhée ; malgré cela son état ne présentait aucune inquiétude.

PRONOSTIC.

La présence du testicule dans l'anneau inguinal est destinée à disparaître en quelques jours. Mais si par exception il n'en était pas ainsi il faudrait craindre, car le canal inguinal externe peut ensuite s'opposer à sa descente. Des adhérences peuvent se produire avec les organes voisins, et la dégénérescence cancéreuse ne se fait pas attendre.

Le testicule est resté dans la cavité abdominale ; il peut se faire qu'il descend rapidement en un jour ou quelques jours. S'il se fait attendre plus longtemps, il ne faut cependant pas désespérer.

Si la rétention du testicule peut entraîner la dégénérescence cancéreuse, sa descente peut aussi amener avec elle une portion d'intestins (hernie congénitale). Mais cette partie d'intestins ne doit point rester longtemps dans les bourses, si elle est traitée convenablement. L'intestin a d'ailleurs de la tendance à rentrer ; les anneaux se resserrent toujours après la descente des testicules, aussi un bandage bien appliqué après la réduction des testicules amènera toujours la guérison radicale de la hernie.

CONCLUSION

La descente des testicules dans les bourses, qui se fait au huitième mois de la vie intra-utérine, peut éprouver un retard et ne point encore être faite au moment de la naissance.

Elle se fait ordinairement dans les premiers jours qui suivent la naissance, mais elle peut éprouver un retard plus considérable. Le numéro 2 de notre observation avait encore un seul testicule dans le scrotum, lorsqu'il est sorti de l'hôpital. Nous croyons que cette évolution peut être encore beaucoup plus lente à se faire. On cite des testicules descendus un an, cinq ans, treize ans et plus après la naissance.

Nous nous sommes surtout attaché à faire ressortir ce fait que si chez l'adulte l'absence d'un testicule est rare, c'est qu'elle est due à une déviation de l'organe lui-même ou à une malformation quelconque, ou encore à une inflammation ; chez l'enfant, il n'en est pas ainsi, cette anomalie est beaucoup plus commune, et elle est due tout simplement à un retard. Dans le premier cas, il y a anomalie de constitution, dans le second, anomalie dans la fonction, la connaissance de ce fait peut être utile. Si, par exemple, on vient nous consulter pour un nouveau-né qui n'a qu'un testicule dans les bourses, on pourra rassurer les parents, car il y a beaucoup de chances pour que le testicule descende.

OBSERVATIONS

Observation I (Personnelle)

Enfant né le 7 juin. Travail facile, poids de l'enfant 3.650 gr.

Le 9 juin. — Nous voyons pour la première fois et nous observons le côté droit du scrotum vide et ratatiné. Le raphé médian paraît plus rapproché du côté droit.

Si nous saisissons le scrotum entre les doigts nous ne sentons rien.

Rien dans l'aîne droite. Nous en concluons que le testicule est resté dans l'abdomen.

Les jours suivants nous renouvelons notre examen ; mais nous ne trouvons rien encore.

L'état de l'enfant était assez mauvais. Il avait un rhume et de la diarrhée.

Le 16. — Nous le vîmes pour la dernière fois. Sa mère l'emporta en sortant de l'hôpital.

Observation II (Personnelle)

Enfant né le 8 juillet. Poids 3.280 gr.

Lorsque nous l'examinons pour la première fois le 9 juillet, nous trouvons les deux testicules dans les bourses ; mais le droit est contre l'anneau inguinal.

Nous l'observons le 10 et nous ne trouvons plus rien. Nous nous y reprenons par plusieurs fois ; mais nous ne sommes pas plus heureux.

Nous ne sentons rien non plus dans l'aîne. Nous en concluons que le testicule est remonté dans l'abdomen.

Le 12. — Le testicule était redescendu et depuis lors il est resté en place.

La femme est sortie le 20 juillet.

Observation III (*Personnelle*).

Enfant né le 6 juillet, poids 3450 gr., état bon.

A la naissance un seul testicule, le gauche était dans les bourses, le droit n'était senti, ni dans l'aîne, ni dans les bourses.

Le 8 juillet. — Rien encore n'était apparu dans les bourses, mais nous avons cru sentir une petite tumeur dans l'aîne.

Le 9. — Le testicule était dans les bourses.

Observation IV (*Personnelle*).

Enfant né à terme le 23 mai. Poids 3150 gr.

24 *mai*. — Testicule gauche dans les bourses qui sont plus petites de son côté. Rien dans l'aîne.

Le 25. — L'état est le même. Rien encore dans l'aîne.

Le 27. — Nous croyons sentir un noyau dans le canal inguinal.

Le 28. — Le testicule est descendu.

Observation V (Wrisberg).

Embryon de cinq mois. — (observation n° 10 du livre de Wrisberg).

Les deux testicules étaient sur le point de sortir de l'abdomen. Ils étaient fixés à l'anneau inguinal interne et il fallait pour les voir retourner la paroi abdominale et montrer sa face interne. D'ailleurs une légère pression les faisait rentrer.

Observation VI

Embryon de huit mois. — (observation de Wrisberg).

Les deux testicules ont franchi l'anneau inguinal externe ; mais ils ne sont pas encore tombés dans les bourses.

Tous deux sont fixés contre l'anneau inguinal. Le droit peut se laisser refouler et rendre dans la cavité abdominale.

Le ganche ne pouvait pas rentrer. L'anneau était déjà rétréci au point de l'empêcher de passer.

Des deux côtés, les bourses étaient peu étendues et ratatinées.

Observation VII (Wrisberg).

Tumeur dans l'aîne droite d'un volume exagéré, attestant qu'on a certainement affaire à une hernie.

Wrisberg n'avait jamais observé auparavant un enfant possédant une hernie en naissant.

Les intestins rentraient parfois seuls entraînant avec eux le testicule.

Un bandage fut appliqué.

Observation VIII

(Case of disease of testicule), par Osborn (Rapporté dans la *Revue de Hayem*).

Enfant de cinq mois. Testicule gauche et moitié correspondante du scrotum normaux. Le côté droit du scrotum est vide et ratatiné. Le cordon inguinal à sa sortie de l'anneau passe en dehors des bourses, il peut être suivi jusqu'au périnée où on trouve les téguments normaux.

On peut amener la glande dans l'aîne, mais on ne peut la faire pénétrer dans le scrotum.

Imp. A. DERENNE, Mayenne. — Paris, boul. Saint-Michel, 52.

Imp. A. DEBENNE, Mayenne. — Paris, boulev. Saint-Michel, 52.